Dr PAUL CHEVREUX

DE L'UNIVERSITÉ DE PARIS

DE

L'EMBOLIE PULMONAIRE TARDIVE

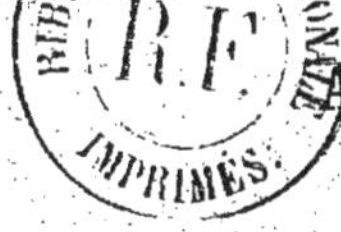

A la suite d'hystérectomies

POUR FIBROMES UTÉRINS

PARIS

Jules ROUSSET

36, RUE SERPENTE

1901

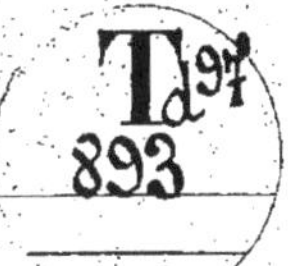

Dr Paul CHEVREUX

DE L'UNIVERSITÉ DE PARIS

DE

L'EMBOLIE PULMONAIRE TARDIVE

À la suite d'hystérectomies

POUR FIBROMES UTÉRINS

PARIS

Jules ROUSSET

36, Rue Serpente

1901

A LA MÉMOIRE DE MA MÈRE

A MON PÈRE

A MES MAÎTRES DANS LES HOPITAUX DE PARIS

M. LE DOCTEUR BAZY
Chirurgien de l'Hôpital Beaujon

M. LE DOCTEUR QUÉNU
Chirurgien de l'Hôpital Cochin

M. LE DOCTEUR A. ROBIN
Médecin des Hôpitaux. Membre de l'Académie de médecine.

M. LE DOCTEUR CHAMPETIER DE RIBES
Accoucheur de l'Hôtel-Dieu

Témoignage de respectueuse reconnaissance.

A MES AMIS

PRÉFACE

Objet de nombreux mémoires à l'étranger et surtout en Allemagne, la mort subite due à une embolie pulmonaire consécutive aux opérations pour tumeurs fibreuses de l'utérus, en particulier après les hystérectomies, a été peu étudiée en France.

Devant à l'obligeance de M. Wiart, chef de clinique de M. le professeur Tillaux, une observation inédite, nous avons cru qu'il était intéressant de grouper les faits jusqu'ici publiés (enfermant notre sujet dans des limites bien précises), et de tirer des faits observés des *conclusions pratiques.*

1º *Peut-on prévoir l'embolie pulmonaire?*

2º *Peut-on la prévenir?*

Il n'est pas un médecin qui n'ait à se prononcer sur l'utilité d'une intervention pour un fibromyome utérin, pas un chirurgien qui n'ait à intervenir, même dans de mauvaises conditions.

Puissent nos conclusions leur servir pour l'indication de l'intervention, les réserves à faire lorsque celle-ci est décidée, les prescriptions à faire observer après l'opération.

Limitant notre sujet aux seules embolies pulmonaires consécutives aux hystérectomies abdominales ou vaginales, nous traiterons successivement les questions suivantes :

1° Fréquence de l'embolie après les opérations pour fibromes, d'après l'étude des statistiques ;

2° Pathogénie de l'embolie pulmonaire ;

3° Date de l'apparition de l'embolie ; à quelle cause occasionnelle doit-on l'attribuer ?

4° Caractères cliniques et caractères permettant de prévoir l'embolie (pouls, température, symptômes pulmonaires) ;

5° *Pronostic ;*

6° *Conclusions et traitement.* Peut-on prévenir l'embolie.

HISTORIQUE

L'embolie pulmonaire peut survenir après toutes les opérations gynécologiques ; elle survient surtout dans les opérations pour fibromyomes après la castration, une myomotomie, et principalement après les hystérectomies supra-vaginales ou totales.

Cette cause de mort se trouve signalée dans toutes les statistiques d'opérations pour fibromes utérins.

Pozzi, Labadie-Lagrave et *Legueu,* dans leurs traités de gynécologie, en parlent au chapitre des accidents et complications de l'hystérectomie.

H. Delagenière (1) parle aussi « de cette complication terrible contre laquelle nous paraissons désarmés ».

En Allemagne, c'est *Hégar* (2), en 1869, qui un des premiers rapporta une observation d'embolie pulmonaire

---

(1) Henri DELAGENIÈRE. — *Chirurgie de l'utérus*, Paris, 1898, p. 180.

(2) HÉGAR.— « Enucleation eines grossen intraparietalen Myoms. Embolie der Lungenarterien nach Thrombose der linken Gehenlel-vene. » *Virchow's Archives*, 1869, 48ᵉ volume, p. 332.

à la suite d'une énucléation d'un gros myome intra-pariétal.

En 1884, *Hofmeier* fit à la Société de gynécologie de Berlin une communication dans laquelle il relata dix-huit observations provenant du service de Schrœder, où la mort subite par arrêt du cœur avait eu pour cause une tumeur abdominale opérée ou non.

Cette communication fut le point de départ de travaux importants sur les complications cardiaques dans les fibromes utérins; à la mort subite par embolie pulmonaire, on put ajouter la mort subite par lésions cardiaques déterminées par le fibrome. Ces deux causes, nous le verrons plus tard, sont en corrélation l'une avec l'autre.

En 1885, *Dorhn*, étudiant les causes de mort dans ces tumeurs de l'abdomen, rapporte un cas de mort par embolie pulmonaire au sixième jour d'une opération pour fibrome.

En 1888, *Wehmer* publie une statistique d'opérations qu'il fait suivre de réflexions où il s'occupe de l'embolie pulmonaire.

Après lui, les auteurs qui se sont le plus occupés de la question sont *Mahler*, *Gessner*, de Berlin, *Wyder*, de Zurich, et son élève *Schachtler*, *Bunger* et surtout *Flaischlen*.

En 1896, à la Société d'obstétrique et de gynécologie de Berlin, à la suite d'une communication de *Gessner*, il y eut une discussion à laquelle prirent part *Olshausen*, *Gothschalk* et *A. Martin*.

En France, c'est *Bastard*, dans sa thèse, qui s'occupe

de la thrombose veineuse survenant au cours de l'évolution d'une tumeur fibreuse utérine ; il rapporte quinze observations.

Dans cinq cas, la cause de mort a été une embolie pulmonaire. Ce sont les observations de *Bastard Duguet*, publiées dans l'*Union médicale* de 1873 ; de *Sevestre* et *Levrat*, publiées dans le *Progrès médical* de 1878 et 1880.

Après lui, *Bazor*, sur les conseils de *Guinard*, chirurgien des hôpitaux, étudie la mort subite dans les fibromes utérins ; il parle de cas de mort subite survenant à la suite de l'intervention, mais il ne s'en occupe pas spécialement, restreignant son étude aux cas de morts subites survenues avant l'intervention et s'étant montrées le plus souvent aux approches de la ménopause ou après son établissement.

Michel, de Nancy, publie 3 observations de *Gross*, *Weiss* et *Février*, dans lesquelles la mort subite survient après intervention, pour fibromyomes utérins.

Lequint, de Lille, et *Martinet*, de Bordeaux, en publient également quelques observations.

Fréquence de l'embolie après les opérations
pour fibrome

Nous avons consulté les différentes statistiques qui ont
été données dans les congrès où les questions de la valeur
relative de l'hystérectomie vaginale ou abdominale, de la
totale ou de la subtotale et de la myomectomie ont été
discutées ou mises à l'ordre du jour et nous avons pu
ainsi recueillir 586 cas d'hystérectomies abdominales
totales ou sus-vaginales, 209 d'hystérectomies vaginales, 25 de myomotomies.

Vautrin (1), dans sa thèse d'agrégation, donne une
statistique de différentes opérations pour fibromes.

Il rapporte 32 cas de myomectomies : 1 cas d'embolie
pulmonaire (observation de Spencer Wells) ;

23 cas d'énucléations par voie abdominale, 1 cas d'embolie 12 heures après l'opération.

82 cas d'hystérectomies sus-vaginales : 3 cas d'embolies.

Après la statistique de Vautrin, une des plus impor--

(1) VAUTRIN. -- *Thèse d'agrégation,* concours 1886.

tautes est celle que renferme la thèse de *Le Monniet* (1).
Cet auteur rapporte 342 cas, tant d'hystérectomies partielles que d'hystérectomies totales.

Il y a deux cas de mort par embolie pulmonaire observés par Pozzi et A. Martin.

A. Martin a 97 opérations et une mort par embolie le quatorzième jour après l'opération.

Pozzi, 4 opérations et une mort au cinquième jour (hystérectomies totales).

Diriart (2) rapporte 23 hystérectomies totales abdominales empruntées à la technique de Routier ; il y a quatre morts dont une par embolie pulmonaire vingt jours après l'opération (4,34 o/o).

Fenke donne une statistique comprenant 28 cas, dont une mort par embolie pulmonaire ; il s'agit d'hystérectomies totales abdominales (3,57 o/o).

Von Erlach a 69 opérations pour fibromes, l'embolie pulmonaire n'a causé qu'une seule fois la mort.

Kustner, cent laparotomies, myotomies ; 3 décès par embolie pulmonaire.

Hiller, 100 cas de vaginales. — Une mort par embolie.

Duncan (3) lui aussi n'a qu'une seule mort après 18 cas d'hystérectomies abdominales.

---

(1) Le Monniet. -- *Thèse*, Paris, 1893-94.
(2) Th. Diriart. — Traitement des fibromes par l'hystérectomie totale abdominale. *Th.*, Paris, 1896-97.
(3) Duncan. — Eighteen cases of intra-abdominal hysterectomy for fibroïds. *The Lancet*, 15 may 1897.

Reclus (1), à la Société de Chirurgie, rapporte 10 cas d'hystérectomies dont deux pour fibromes compliqués de pyo-salpinx. Les opérations furent extrêmement laborieuses à cause des adhérences nombreuses qu'avaient contractées les poches salpingiennes.

L'une des malades guérit, l'autre se trouvait également en voie de guérison et allait quitter l'hôpital, quand elle tomba morte en traversant une cour, succombant vraisemblablement à une embolie.

Bouilly, au Congrès de chirurgie, 1898, dans une communication sur l'ablation des fibromes par l'hystérectomie vaginale, donne une statistique de 109 cas dont 8 morts.

Quatre de ces décès se répartissent ainsi : deux cas de mort avec complications de phlegmatia alba dolens et asthénie cardiaque, deux cas par embolie pulmonaire. L'une mourut le deuxième jour avec phlegmatia des veines du membre inférieur gauche. L'autre mourut le 57e jour, une embolie pulmonaire étant survenue le dixième jour suivie d'une phlegmatia des veines du membre inférieur gauche.

Legueu (2) a observé deux cas d'embolies pulmonaires.

Une mort après hystérectomie supra-vaginale au sixième jour en faisant le pansement.

Une autre brusque le seizième jour, hystérectomie totale alors que la malade semblait guérie.

(1) RECLUS. — *Bullet. Soc. Chirurgie* (séances du 30 juin au 26 juillet 1897).

(2) LABADIE-LAGRAVE et LEGUEU (*Traité de gynécologie*). Paris, 1901.

Delagénière, deux cas après hystérectomie totale, l'une mourut deux jours après l'intervention, l'autre au 24e jour.

Schanta, de Vienne (Congrès d'Amsterdam) rapporte sa statistique personnelle. Elle comprend 25 énucléations, dont cinq décès, trois par embolie ; 106 hystérectomies abdominales totales avec une mortalité de 15 o/o, seize cas. Parmi ces seize cas, dix sont dus aux suites directes de l'opération, parmi les six autres, quatre peuvent être rapportés à des complications cardiaques et à l'embolie (3,7).

Wehner étudie 30 cas de fibromes opérés par différentes méthodes. Il signale trois cas survenus après des amputations supra-vaginales au 14e, 9e et 18e jour. Ces deux derniers cas ont guéri.

Wyder rapportant les cas de sa pratique de 1888 et 1895 a observé 3 trois cas d'embolie pulmonaire, 2 après castration, 1 cas après une amputation supra-vaginale au onzième jour.

Terrier, au Congrès de Chirurgie de 1899, rapporte 77 opérations pour fibrome sans complications du côté des annexes, une malade de pneumonie, mais il ne parle pas d'embolie.

Sneguireff (1) de Moscou, rapportant 1000 laparotomies, cite 2 cas de mort par embolie ou thrombose, mais ne dit pas si cette embolie est survenue après une opération pour tumeur fibreuse de l'utérus.

Follet (2), de Lille, en publie un cas.

(1) SNEGUIREFF. — *Revue de Chirurgie*, 10 sept. 1899.
(2) LEQUINT. — *Thèse*, Lille, 1900. Obs. I.

Elaguant ainsi les cas isolés, les observations douteuses, nous trouvons : 586 cas d'hystérectomies abdominales totales ou d'amputations supra-vaginales avec 13 morts par embolie, par conséquent une mortalité de plus de 2 0/0 ; 209 cas d'hystérectomies vaginales avec 7 morts, mortalité de 3,35 0/0, 25 cas de myomotomies avec 3 décès, d'où 12 0/0.

Pour plus amples détails bibliographiques, consulter l'article de Michel dans la *Revue de Gynécologie*, juillet-août 1900, page 627.

Pathogénie de l'embolie pulmonaire.

L'embolie pulmonaire est toujours consécutive à une thrombose des veines du bassin ou des veines des membres inférieurs.

Cette thrombose peut exister avant l'opération, elle peut être la conséquence de l'opération.

Dans son rapport au Congrès de Nancy, 1886, M. le professeur *Mayet* fait intervenir dans la pathogénie des thromboses de nombreux facteurs.

1° Dans la grande majorité des cas, c'est l'altération de la paroi des vaisseaux par des micro-organismes pathogènes qui est la cause immédiate et efficiente des coagulations intravasculaires.

2° La simple altération nutritive ou traumatique de la paroi vasculaire sans intervention microbienne peut jouer seule le rôle de cause provocatrice immédiate.

3° La seule altération chimique du sang peut parfois, quoique exceptionnellement, jouer le rôle immédiat et principal dans la coagulation pathologique.

4° Dans tous les cas, les conditions locales de stase,

quoiqu'elles ne puissent agir seules, jouent un rôle acces-
soire important.

M. *Vaquez* a bien montré dans son rapport sur la
pathogénie des coagulations vasculaires, au même Congrès, que le ralentissement du courant sanguin n'est pas
à lui seul générateur du thrombus.

Si le vaisseau est au préalable altéré d'une façon banale
ou sous l'influence d'une cause infectieuse, il favorisera
la précipitation du sang en caillot et l'accroissement pro-
gressif du thrombus ainsi formé.

1° AVANT L'OPÉRATION. — Dans le cours de l'évolution d'un fibrome, c'est parmi ces facteurs l'altération chimique du sang et les conditions locales de stase qu'il
faut incriminer pour expliquer la formation du thrombus.
Chez la plupart des femmes qui sont atteintes de tumeurs
fibreuses de l'utérus de quelque volume qu'elles soient,
le symptôme le plus souvent prédominant est l'*hémorrhagie*. Ces hémorrhagies acquièrent très fréquemment
une très grande abondance ; elles se multiplient et finis-
sent par amener chez la malade un état d'anémie très
prononcé. Leur sang a perdu ses propriétés normales ;
dans la majorité des cas il est plus riche en producteurs
de la fibrine ; on observe une grande quantité d'hématoblastes : enfin l'abaissement de la densité du plasma est
encore une cause de coagulation facile. *La comparaison*
des thromboses survenant dans ces conditions, *avec celles
que l'on voit apparaître chez les chlorotiques*, ne vient-
elle pas de suite à l'esprit ?

La compression exercée par la tumeur causant du
ralentissement du courant sanguin par suite de la dimi-

nution de volume de la cavité vasculaire est cause aussi d'une altération de la tunique interne de l'endothélium. Cette altération est due aux troubles de la circulation propre de la paroi vasculaire, des vasa vasorum (Mayet).

L'infection est la cause évidente de la grande majorité des cas de phlegmatia alba dolens. Doléris, Widal, Vaquez en France ont ruiné la théorie virchowienne. *Or dans les fibromes la cavité utérine est presque toujours infectée, il existe toujours un certain degré d'endométrite* : c'est là le point de départ de l'infection. Au niveau des points comprimés, la circulation étant ralentie, l'endothélium étant altéré par suite des troubles de circulation des vasa-vasorum, les micro-organismes circulant en plus ou moins grand nombre se localiseront à cet endroit et proliféreront dans la tunique celluleuse et la tunique interne sous l'endothélium qui a été détruit.

Telles sont les différentes causes de l'apparition d'une phlegmatia alba dolens compliquant l'évolution d'une tumeur fibreuse de l'utérus, complication assez fréquente, comme l'ont montré Bastard et Bazor dans leurs thèses déjà citées.

Gross à plusieurs reprises différentes a eu l'occasion d'opérer des malades atteintes de fibromes utérins, ayant eu ou ayant une phlébite des veines des membres inférieurs : dans un cas même, les veines du ligament large étaient thrombosées. L'opération a toujours été suivie de succès, bien qu'on ne l'eût entreprise que la main forcée par d'autres complications : douleurs, état d'anémie extrême, ou troubles de compression du tube digestif.

Nous verrons plus loin combien, au point de vue opératoire, le pronostic est sérieux quand on intervient pour une tumeur fibreuse compliquée de phlébite: le grand danger est en effet l'embolie pulmonaire. Mais cette embolie pulmonaire peut très bien survenir sans qu'il y ait intervention. Les thèses de Bastard et de Bazor en témoignent : Wyder, Wehmer, Terrillon, Dorhn, Burger en ont rapporté beaucoup d'observations que l'on trouvera dans ces thèses.

2° APRÈS L'OPÉRATION. — L'embolie pulmonaire peut provenir après l'opération d'une thrombose, conséquence de cette opération. Quelle en est la pathogénie ? Si l'on reprend tous les facteurs pathogéniques des coagulations vasculaires, on voit que, après les opérations pour fibromes, la plupart sont valables.

Anémie. — Tout d'abord il faut incriminer *les altérations du sang,* richesse en producteurs de la fibrine, en hématoblastes, densité du plasma amoindrie, ces altérations étant sous la dépendance *d'hémorrhagies antérieures à l'opération, qui amènent un degré d'anémie extrême.* Dans toutes les observations, cet état est souvent très marqué. C'est plus souvent pour leur état d'anémie, que pour les souffrances éprouvées que l'intervention est décidée.

A cette anémie il faut ajouter *celle qui survient après l'opération.* Au cours d'une hystérectomie, la perte de sang est toujours assez forte, l'hémostase étant parfois assez difficile. Aussi l'état d'anémie est toujours très marqué ; les altérations du sang sont augmentées, la coagulation en sera plus facile et surviendra, la moindre cause aidant, et les causes ne manquent pas.

Traumatisme. — Si après l'opération, les altérations des parois dépendant de la compression exercée antérieurement par la tumeur persistent, si donc elles sont encore susceptibles d'entrer en ligne de compte, elles cèdent cependant le pas aux lésions traumatiques, étant la conséquence directe de l'acte chirurgical.

Ces lésions traumatiques des veines au cours de l'opération sont nombreuses. Il faut incriminer : *la ligature, la piqûre des paquets vasculaires* par l'aiguille qui sert au passage du fil nécessaire à la ligature (obs. de Pozzi) ; enfin, facteur important, croyons-nous, les *manœuvres qu'emploie le chirurgien pour énucléer la tumeur*, surtout quand elle est incluse, manœuvres qui s'accompagnent nécessairement de ruptures, d'étirement des veines, ruptures et étirement des veines qui existent aussi quand on emploie le procédé de Doyen et que l'on arrache l'utérus fibromateux isolé de toutes parts, sauf en avant, pour le détacher de la vessie.

Or c'est un fait fréquemment observé et étudié spécialement par *Kaufmann* (1), que les veines de l'utérus et de ses annexes sont souvent dilatées à l'extrême, dans le cas de transformation fibreuse de cet utérus.

En 1899 au Congrès d'Amsterdam, Woskresensky de Kiew a étudié aussi ce développement exagéré du système veineux qui s'observe au cours de l'évolution des fibromes en même temps que l'épaississement des parois arté-

(1) E. KAUFMANN. — Ueber Phlebektasien der Uterus und Seiner Adnexen Geburts. Zeitsch. und Gynæk., 1897,

rielles et un affaiblissement de l'énergie du muscle cardiaque.

Dans l'observation de *Gross*, cette dilatation était considérable. *Diriard* rapportant l'observation de Routier, dit que la tumeur très volumineuse était sillonnée de grosses veines. *Fenke* a observé aussi une embolie pulmonaire après une opération pour un myome très volumineux pesant 20 livres, très variqueux.

Infection. — Si dans la grande majorité des cas, la phlébite qui survient après une opération pour fibrome est une phlébite aseptique évoluant sans fièvre, il ne faut cependant pas rejeter complètement le facteur infection qui a une part si prépondérante dans la pathogénie des coagulations vasculaires.

Malgré toutes les précautions prises, l'asepsie n'est parfois pas complète. Un fil peut s'infecter; — l'infection peut venir aussi du voisinage, de l'intestin par exemple : or nous avons vu que la dénudation d'une veine prive cette veine d'un grand nombre de ses moyens de nutrition et de résistance, et la met en infériorité au point de vue de l'envahissement des agents pathogènes : pour cette raison l'infection peut donc être réduite au minimum et aboutir cependant à la formation d'un thrombus.

Il faut incriminer l'infection pour expliquer ces thromboses qui se font à distance, loin du foyer opératoire, quinze à vingt jours après une hystérectomie abdominale ou partielle ou totale.

Ainsi observation XV de Wehmer (*citée par Michel*) : cinq jours après l'opération, signes de péritonite; au 8e jour, thrombose de la veine fémorale droite; au

14ᵉ jour, mort d'embolie pulmonaire. Obs. XXX du même auteur : Thrombose de la crurale et de la poplitée, trois semaines après une opération pour fibrome compliqué de pyosalpinx. L'observation de Hegar rentre dans le même groupe. Les jours qui suivirent l'opération apparurent des phénomènes d'infection ; vers le 14ᵉ jour, la malade se plaignit de douleur dans les membres inférieurs et la phlébite survint. M. le professeur Follet ne dit-il pas lui aussi : « Aujourd'hui que l'on a tendance à ne voir absolument que l'infection, on nie tout autre processus : la thrombose ne se forme dans une veine que consécutivement à une altération et à une altération microbienne de l'endothélium veineux. Il m'a toujours paru bien difficile d'admettre cette altération infectieuse primordiale dans les cas dont j'ai été deux fois témoin et qui sont d'ailleurs parfaitement classiques d'embolies mortelles suites de coagula veineux formés dans les veines voisines de fractures fermées et ayant guéri sans l'ombre d'un accident. Pourquoi ne veut-on pas croire théoriquement possible que dans une veine brusquement obturée par une compression, par une ligature, la colonne sanguine stagnante soit susceptible de se coaguler ; moins vite et moins facilement sans doute que si le sang était sorti du vaisseau ; mais enfin la seule immobilité ne peut-elle permettre à la fibrine de se solidifier ? Je n'y vois pour ma part aucun empêchement. Je sais que ce que j'écris là est terriblement démodé. La conception virchowienne des thromboses primitives, après avoir longtemps régné en maîtresse, est reléguée dans le domaine des vieilleries. Qui sait si on ne la démontrera pas un jour applicable à certains faits ? Multa renascentur quæ jam cecidere..... »

D'après *Schwartz* (1) étudiant la phlébite des membres, dans certains cas, alors que les veines sont altérées, très variqueuses, il suffit quelquefois d'un traumatisme insignifiant, d'un effort, d'une fatigue, pour amener par rupture, par éraillure des tuniques veineuses, une phlébite aseptique qu'on aura grande tendance à dénommer spontanée et qui ne l'est pas en réalité.

Ces conditions existent dans les cas de fibromes, les veines, nous venons de le voir, étant toujours dilatées plus ou moins, les manœuvres chirurgicales occasionnant les ruptures, les éraillures des tuniques veineuses.

Cette phlébite aseptique a été décrite par *Vaquez*, on observe ces lésions à la suite d'un traumatisme aseptique, tel qu'une ligature, une plaie. Ces lésions consistent dans une vascularisation considérable de la tunique externe dont les vasa-vasorum sont dilatés ; les éléments de la tunique interne sont gonflés, en même temps qu'apparaissent de petites cellules arrondies aux confins de la perte de substance. Lorsque la lésion traumatique a été intense, lorsque la veine a été dénudée et privée de ses moyens de nutrition, et par conséquent de résistance, il se fait sous le vaisseau, de véritables coagulations pariétales qui peuvent persister, oblitérant ainsi le calibre vasculaire.

Lorsque le trauma atteint une veine altérée, variqueuse, les coagulations sont encore plus considérables

(1) Schwartz. — *Traité de Chirurgie* Le Dentu-Delbet, **T. IV, p. 426**.

plus persistantes et peuvent aboutir à une oblitération tout comme dans la phlébite infectieuse (Vaquez-Schwartz).

D'après *Vautrin* (*Th. d'agrégation*, 1886, p. 68), ces thromboses sont fréquentes après l'énucléation incomplète, pratiquée par voie vaginale. Ceci confirme ce que nous avançons: malgré tous les soins post-opératoires, il est bien difficile, après cette énucléation, d'empêcher l'utérus de s'infecter.

Follet, avec une franchise qui l'honore (*loco citato*), incrimine nettement l'infection comme cause de la thrombose.

« Un coagulum se forme dans une veine à proximité d'un minuscule foyer d'infection locale, d'un fil, par exemple, qui est imparfaitement aseptique : c'est ainsi que les choses se sont passées dans notre cas. Et il ne faut pas croire que ceci ne se puisse produire à la suite d'une opération où tout a marché à souhait et alors que la température reste absolument normale. Auché et Chavannay de Bordeaux (*Rev. de gynécologie*, févr. 1899) ont démontré par des examens microbiologiques de liquides péritonéaux recueillis à la fin de laparotomies, avant la fermeture du ventre, *dans des cas qui ont tous guéri*, que 85 fois p. 100, même en suivant rigoureusement les règles de l'asepsie, le chirurgien ne peut pas se vanter d'avoir fait une opération abdominale idéalement aseptique. C'est surtout le staphylocoque blanc que l'on trouve dans ces affections bénignes. Le péritoine, qui n'est pas, comme on le croyait jadis, une proie facile à la pullulation microbienne, se débarrasse des germes introduits quand il possède tous ses moyens de défense et que les germes sont peu nombreux. Mais que sur un seul point ces conditions viennent à manquer : un petit foyer local se constitue, d'où la thrombose veineuse peut résulter. »

Dans d'autres cas, l'infection existe déjà localement, par exemple dans le cas de Reclus, où il s'agissait d'un fibrome compliqué de salpingites

Date d'apparition de l'embolie : ses causes
occasionnelles.

Nous devons maintenant nous demander combien de
jours après l'opération pour fibrome on voit en général
survenir la terrible complication qui constitue l'embolie
pulmonaire, et, connaissant la pathogénie de la thrombose, point de départ et caillot migrateur, nous avons à
étudier sous l'influence de quelles causes occasionnelles
se produit cet incident, révélant d'une façon si dramatique une phlébite adhésive, évoluant sournoisement et
d'une façon absolument latente, au niveau des veines du
ligament large et de celles de la cavité pelvienne.

Il est facile de prévoir que la date de l'apparition de
l'embolie est quelque chose d'absolument variable. Nous
savons (*Thèse* de Bastard) qu'une intervention chirurgicale n'est pas une cause essentielle de son apparition,
et que l'embolie peut alors se produire à une date quelconque de l'évolution des fibromes. Nous savons, d'après
les observations publiées, que l'embolie post-opératoire
se produira le plus souvent après une opération radicale,

une hystérectomie dans la grande majorité des cas, mais qu'elle pourra suivre une opération beaucoup plus simple, telle qu'une simple ponction exploratrice ; le rôle de l'opération n'est donc pas assez prépondérant dans sa production pour que l'embolie apparaisse après elle dans des limites plus ou moins rigoureuses.

En serait-il autrement que nous savons que, dans les phlébites oblitérantes en général, la migration d'un thrombus transporté par le courant sanguin jusque dans la petite circulation n'est qu'un incident dont la production n'est ni constante ni soumise à des règles fixes. Il est donc à prévoir que beaucoup de phlébites pelviennes doivent succéder aux hystérectomies pour fibromes, sans qu'aucun phénomène puisse faire soupçonner leur existence, et que, quand un accident tel que celui qui interrompt tout ou partie de la circulation pulmonaire vient révéler leur existence, il se produira à un moment qui pourra varier dans des limites très étendues.

Nous voyons en effet, dans des cas de ponction exploratrice (Dohrn), l'embolie souvent mortelle se produire le quatrième et le troisième jour. Dans une observation de Wyder et Schachtler la mort subite apparaît le cinquième jour après l'hystérectomie, puis c'est le huitième jour (Wyder et Schachtler), le quatorzième (Wyder), le dix-neuvième jour (Follet), le vingtième jour (Dorhn et Wiart), le vingt et unième jour (Routier), le vingt-sixième (Reclus).

Les causes occasionnelles, celles que l'on peut regarder comme ayant déterminé la mise en liberté du caillot veineux dans le torrent circulatoire, sont, elles aussi, peu nettes.

Souvent on a permis à la malade, considérée comme guérie, de se lever et c'est à l'occasion d'un mouvement quelconque souvent très minime que se manifeste, survenant comme un coup de foudre, l'embolie pulmonaire. L'opérée de Reclus se promenait dans la cour de l'hôpital, une malade de Wyder lui serre la main au moment de la visite, quand elle s'écrie qu'elle se sent mal et meurt en quelques minutes. La malade de Wiart finissait de déjeuner, quand elle est prise d'étouffement.

Mais, dans un grand nombre de cas, aucune cause occasionnelle, si minime qu'elle soit, ne peut être invoquée pour expliquer l'accident. La malade de Follet dormait, quand, à une heure du matin, elle se réveille brusquement, elle est en proie à une terrible crise de dyspnée et meurt en moins d'un quart d'heure. L'opérée de Routier meurt subitement dans la nuit; il en est de même d'une des malades de Dohrn.

Quant aux symptômes de l'embolie dans ces cas, ils n'ont rien de spécial, et leur apparition soudaine, l'angoisse et l'oppression de la malade extrêmement dyspnéique, portant ses mains à la poitrine comme pour enlever un obstacle à la pénétration de l'air, criant qu'elle manque d'air, cette scène se terminant par la mort en quelques minutes, tout cela constitue le tableau de l'embolie massive des poumons quelle que soit sa cause.

Mais ce qui, dans ces cas, est particulièrement frappant, et ce que soulignent tous les observateurs, c'est la production brutale d'accidents aussi immédiatement mortels chez des opérées chez lesquelles toute inquiétude avait disparu au sujet des suites post-opératoires. Ces suites avaient été souvent absolument normales, ou, en tout cas, tout symptôme inquiétant était dissipé, la malade était considérée comme guérie, on lui avait permis de se lever, on lui avait même signé son exeat.

« Combien même de faits ont pu rester ignorés de l'opérateur : si la catastrophe était arrivée chez une malade 24 ou 48 heures après son retour chez elle, j'aurais pu n'en être informé que beaucoup plus tard, j'aurais même pu n'en pas être informé du tout. » (Follet).

Signes permettant de prévenir l'embolie.
Des moyens de la prévenir.

Nous voyons donc que l'embolie pulmonaire est survenue dans toutes les observations publiées comme un accident absolument imprévu et inexplicable, comme « un coup de foudre dans un ciel serein » pour employer une comparaison banale à force d'être exacte : qu'un tel accident survient sans cause occasionnelle ou sous une cause absolument insignifiante, et n'ayant peut-être aucune corrélation avec l'accident lui-même. Nous devons nous demander si cependant, dans certains cas, on peut noter dans l'état de la malade, dans l'ensemble des phénomènes post-opératoires, des signes qui permettent de redouter dans une certaine mesure une si terrible complication, et de faire le possible pour la prévenir.

Si la phlébite oblitérante gagnait les veines iliaques et les veines du membre inférieur, on aurait le tableau de la phlegmatia alba dolens des accouchées, et l'embolie serait l'accident possible et redoutable dominant les pré-occupations du chirurgien ; un tel tableau peut se présenter dans les cas qui nous occupent, mais c'est l'exception, et le plus souvent l'inflammation veineuse reste cantonnée aux vaisseaux pelviens et la thrombose resté latente, ne se révélant ni par de l'œdème, ni par de la douleur des membres inférieurs.

Nous devons donc nous en rapporter à des éléments de pronostic plus fugaces et plus incertains. Si, comme c'est, croyons-nous, le cas le plus fréquent, la thrombose veineuse pelvienne, génératrice de l'embolie, est la conséquence d'une phlébite causée par une inoculation microbienne, peut-être pourrons-nous observer dans les jours qui suivent l'opération, des réactions générales traduisant l'infection locale.

Widal a montré que dans la phlegmatia alba dolens des accouchées, si, les jours qui précédaient l'apparition des signes cliniques caractéristiques, la thrombose veineuse et l'apparition de cette thrombose elle-même pouvaient ne se traduire par aucune réaction infectieuse, on n'en retrouvait pas moins toujours dans ces cas, de l'élévation de la température et de l'accélération du pouls dans les jours qui suivaient immédiatement l'accouchement et l'inoculation septique qui s'était produite à ce moment.

Nous devons donc penser que dans les cas d'embolie pulmonaire que nous étudions, il doit y avoir quelques réactions infectieuses dans les jours qui suivent l'opération, et que toutes suites opératoires qui n'auront pas été absolument aseptiques chez les hystérectomisées, toute élévation même fugace de température, doivent donner l'éveil et que la production d'une thrombose devient alors possible.

De fait, nous voyons que cette élévation de température notée dans quelques observations. L'opérée de Weiss, en particulier, a présenté le troisième jour une légère élévation de température qui a persisté un jour. Cette malade ne présentait pas d'anémie, sa tumeur ne comprimait ni les vaisseaux ni les organes du petit bassin, elle n'était pas très vasculaire. Il est très plausible d'admettre (Michel) qu'un fil s'est infecté secondairement, que cette infection très légère, sans retentissement sur la séreuse péritonéale, a été suffisante cependant pour amener la thrombose, cause de l'embolie. Mais, dans d'autres cas, l'apyrexie a été absolue, soit que l'on ait eu affaire à une phlébite aseptique dont nous avons admis la possibilité, soit que l'inoculation soit restée trop localisée pour provoquer une réaction générale, et d'autre part, l'élévation de la température peut être provoquée chez les hystérectomisées par bien d'autres modes d'infection.

Michel signale après Malher, Wyder, Gessner, la rapidité et la mollesse du pouls, alors que la température reste normale ou presque normale, accélération et mollesse du pouls survenant sans cause appréciable « Ce serait le seul symptôme bien net que l'on aurait dans les cas de thromboses cachées, de thrombose des veines du bassin. »

Peut-être ce signe est-il un peu théorique : l'augmentation du pouls serait due à la résistance placée dans le courant sanguin par la thrombose, et serait d'autant plus notable dans ces cas que le cœur dégénéré dans les fibromes utérins volumineux et ayant subi l'atrophie brune (Hofmeier) ne pourrait pas par des contractions plus fortes vaincre cette résistance et augmenterait forcément le nombre de ses pulsations.

Il nous semble que l'on peut objecter que la thrombose n'oblitère dans ces cas qu'une partie trop peu considérable du péritoine veineux, que la circulation collatérale est, dans le système veineux, trop largement ouverte, pour amener une augmentation de la pression sanguine quelque peu appréciable ; que, après une hystérectomie il y a trop d'autres causes d'accélération du pouls — shock opératoire, déperdition sanguine, anémie déjà plus ou moins marquée des opérées pour fibrome — et que cette accélération du pouls est trop communément observée pour avoir une bien grande valeur dans le cas qui nous occupe.

Un signe, quand on le rencontre, aura une valeur bien plus considérable et bien plus précise, c'est la production de petites embolies, de petits foyers d'apoplexie pulmonaire, et apparaissant plus ou moins longtemps avant l'embolie massive qui cause la mort.

« La phlegmatia alba dolens peut être annoncée par l'apparition de signes précurseurs constituant une scène se déroulant ainsi : points de côté ou douleur au niveau du thorax ou de l'épaule ; dyspnée, quelquefois orthopnée ; phénomènes de percussion ou d'auscultation extrêmement fugaces et variables ; crachats hémoptoïques. Et, finalement, phlegmatia. » (Pinard.)

Et, de fait, la malade de Follet, opérée le 10 septembre, a, le 20 septembre au soir, 38°5. Cette élévation thermique s'accompagna d'un point de côté à droite et en arrière. Matité et respiration soufflante vers la base du poumon. On remarque également que durant deux jours la malade a une pommette très rouge, la pommette droite.

Dans la nuit du 31 octobre au 1ᵉʳ novembre, mort presque subite.

On peut donc, dans certains, cas, prévoir l'apparition possible d'une embolie pulmonaire. Comment prévenir son apparition ?

L'insuffisance des causes occasionnelles qui la provoquent, le fait qu'on la rencontre chez des malades restées dans une immobilité à peu près absolue, montrent bien que nous sommes à peu près désarmés devant une aussi redoutable complication et que la prophylaxie en est à peu près illusoire. Cependant, comme dans tout cas de phlébite oblitérante, il sera indiqué d'immobiliser les opérées le plus possible et de laisser au lit pendant un mois au moins celles chez qui quelque phénomène plus ou moins net pourra faire redouter la migration d'un caillot.

Pronostic.

Ordinairement mortelles, les embolies pulmonaires
peuvent dans certains cas, rares d'ailleurs, ne pas com-
porter ce pronostic fatal. Si dans les cas où l'embolie est
suffisamment volumineuse pour obturer l'orifice de l'artère pulmonaire en s'arrêtant au niveau de son éperon
de bifurcation, la mort rapide en est la conséquence,
dans d'autres circonstances, il se peut que l'embolie soit
plus petite, qu'elle ne vienne oblitérer que des ramifica-
tions plus ou moins importantes de l'artère pulmonaire.

Nous avons trouvé dans le travail de Michel, plusieurs
observations qui en font foi.

Dans deux observations de Wehmer on observe des
signes très nets d'embolie pulmonaire, le 8e et le 18e jour
après des amputations supra-vaginales. Les malades gué-
rirent.

L'opérée de Flaischlen guérit elle aussi, après l'opération faite, nous l'avons déjà vu, pour un fibrome très
volumineux sillonné de très grosses veines chez une ma-

lade très anémiée. Flaischlen pour ces raisons craignant une thrombose et une embolie, prescrivit un repos absolu. Trois semaines après l'opération on permit à la malade de se lever. A peine assise, la respiration devient très courte.

L'embolie redoutée était survenue. Quelques jours après on observa une pleuro-pneumonie du côté gauche. La guérison en fut rapide et 18 jours plus tard la malade se levait de nouveau.

Trois jours après, malgré toutes les recommandations, la malade se courbait pour se chausser. En un instant, elle tomba en arrière en poussant un cri. On la reporte dans son lit. Flaischlen trouve la malade dans un état très alarmant, la respiration très courte, très rapide, le pouls à 130, 140. L'asphyxie devenant progressive, il croit que la mort va survenir très rapidement.

La patiente guérit cependant de cette seconde et beaucoup plus grave attaque. Elle resta quatre semaines au lit et après ce temps elle sortit guérie.

Observations.

OBSERVATION I

Fibromes utérins avec dégénérescence très prononcée de la muqueuse. — Hystérectomie totale. — Mort par embolie pulmonaire.

Antécédents.

Malade 58 ans, campagnarde. Ménopause depuis 8 ans.

Depuis février 1899, douleurs et hémorrhagies presque continuelles, avec améliorations temporaires, mais n'ayant jamais complètement cessé.

Traitement électrique dans les derniers mois, n'ayant amené aucun soulagement ni aucune diminution dans l'écoulement sanguin.

Celui-ci est continuel depuis trois mois et souvent assez abondant.

L'augmentation de l'écoulement coïncide avec des crises de douleur extrêmement intenses, ayant tout à fait le caractère des douleurs expulsives de l'accouchement. Ces douleurs sont assez violentes pour que la malade, qui est très courageuse, pousse des cris entendus par ses voisins.

Le matin de l'opération, la malade souffre au point de ne pouvoir retenir ses cris. Hémorrhagie abondante.

Examen.

Malade très anémiée, teint jaunâtre, lèvres très pâles. mais aucun amaigrissement notable, aucun changement dans l'embonpoint, assez *prononcé* depuis 18 mois que dure l'affection.

Au palper, rien, paroi abdominale très grasse.

Au toucher bi-manuel : Col entr'ouvert, petit, sain, pas de trace de polype. Utérus gros comme une grosse orange, arrondi, régulier, une petite masse arrondie sur son bord gauche.

Opération : 20 octobre.

Pas d'adhérences.

On se prépare à faire une sus-vaginale. La pince de Museux déchire la paroi utérine et fait sourdre du liquide séreux et des fongosités comme du frai de grenouille.

La sus-vaginale faite (méthode américaine).

L'utérus ouvert montre une dégénérescence prononcée de la muqueuse, qui est extrêmement fongueuse, sans trace de polype.

Pour plus de sûreté, dans la crainte d'un épithéliome, — ablation du col restant.

Une mèche dans le vagin. Suture péritonéale presque totale. sauf au niveau de l'orifice vaginal où un orifice est laissé pour la mèche qu'on fait légèrement dépasser.

Fermeture de la paroi, 3 plans : péritoine, muscles, aponévrose, peau.

L'examen de la pièce montre un fibrome gros comme une petite noix du ligament large gauche, deux fibromes interstitiels de la paroi antérieure de l'utérus. L'examen histologique de la muqueuse a montré une dégénérescence simple de la muqueuse semblable à celle décrite fréquemment en cas de fibrome.

22 octobre : Ablation de la mèche.

Très bonnes suites opératoires. La température n'a pas dépassé 38°4.

La malade paraissait en excellent état, mangeant bien, buvant bien, ne souffrant nullement, on parlait de la lever bientôt lorsque le *9 novembre* (20 jours après l'intervention), en finissant de déjeuner elle eut subitement une sensation d'étouffement et mourut en moins d'une minute.

Mort par embolie, très probablement.

L'autopsie n'a pu être faite.

OBSERVATION II

Observation de M. le professeur Follet. — *Thèse* de Lequint, Lille, 1900.

Fibrome utérin. — Hystérectomie abdominale totale. — Mort subite le 19° jour après l'opération.

S. Marie, âgée de 46 ans, demeurant à Sains du Nord, entre le 10 octobre 1898 dans le service de M. le professeur Follet salle St-Augustin, n° 12.

Comme antécédents personnels cette femme a eu deux enfants ; elle n'a jamais fait de fausse couche.

Depuis deux ans elle a des pertes de sang très fréquentes et très abondantes ; elle est souvent obligée de se coucher ; mais elle ne ressent aucune douleur ; les mictions sont fréquentes et peu abondantes ; aucun symptôme du côté du rectum.

Examen : le toucher permet de sentir un col très gros, ni bosselé, ni ulcéré, de consistance normale ; l'orifice n'est pas entr'ouvert.

Le toucher et le palper combinés indiquent un corps intérieur très volumineux, de forme arrondie, dont le volume peut être comparé à celui d'une tête fœtale ; le fond de l'utérus est à trois travers de doigt au-dessous de l'ombilic.

Le spéculum montre la muqueuse du col saine.

Diagnostic : Fibrome utérin de volume moyen.

Les pertes incessantes, qui affaiblissent beaucoup la malade et l'obligent à garder le lit plusieurs jours par mois, l'amènent à demander instamment qu'on la délivre de son mal.

Opération le 12 octobre. Hystérectomie abdominale par la méthode abdominale, très simple et très rapide. La femme est mise dans l'inversion ; incision de 12 centimètres, jusqu'au péritoine ; section de celui-ci, on tombe sur l'utérus fibromateux. Ablation de l'utérus après pincement des ligaments larges et des artères utérines ; du côté gauche l'artère est sectionnée sur plusieurs points de son trajet.

Décollement du péritoine du corps utérin, section du vagin sur le col utérin. Pour l'hémostase, beaucoup de ligatures doivent être placées.

On enlève l'ovaire droit légèrement kystique avec l'utérus, l'ovaire gauche est laissé. Drainage vaginal.

Suture du péritoine de façon à refermer la cavité abdominale et à l'isoler du pelvis. Suture de deux plans, le péritoine au catgut, les téguments au crin de Florence. Pansement iodoformé. Cathétérisme de la vessie après l'opération, urines non sanguinolentes.

L'utérus enlevé est gros comme une bonne orange, sphérique, à surface lisse sans bosselures, de consistance dure. Avec une sonde on sent dans la cavité utérine une masse pendante dont on peut faire le tour.

13 octobre : La température est normale, pas de douleurs ; il faut sonder la malade. Langue saburrale, pas de selles; on ordonne un purgatif.

'17 octobre : 37°6 comme température, on enlève le drain vaginal.

20 octobre : La malade a 38°5 le soir. Cette élévation thermique s'accompagne d'un point de côté à droite et en arrière. On observe de la matité et une respiration soufflante vers la base du poumon, on remarque également que, durant deux jours, la malade a une pommette rouge, la pommette droite.

29 octobre. La température oscille entre 37° et 37°5. Le pansement est refait, il y a réunion par première intention ; on enlève les points de suture, il n'y a point la moindre induration de la cicatrice.

Aucune douleur dans le ventre ; plus de pus vaginal, la cicatrisation du fond du vagin est également complète. L'appétit est bon, la malade déclare qu'elle va très bien et demande son exeat pour le 1er novembre, c'est-à-dire le dix-neuvième jour après l'opération. On lui fait quelques objections pour lui faire garder le lit, quelques jours encore ; mais elle insiste, elle a hâte de revoir son enfant ; bref le 31 octobre elle déclare qu'elle veut sortir le lendemain ; dans le cours de la journée elle se lève pour faire quelques préparatifs de départ. Dans la nuit du 31 au 1er vers une heure du matin, la malade, qui dormait, se réveille brusquement en poussant un cri de terreur qui éveille toutes les malades de la salle.

Elle est en proie à une violente crise de dypsnée, criant qu'elle étouffe ; ses mains convulsivement crispées étreignent sa poitrine et son cou, comme pour arracher un poids qui l'écrase : en trois ou quatre minutes, elle perd connaissance ; quand l'interne de garde arrive près du lit elle était morte.

Toute cette scène n'avait pas duré un quart d'heure.

C'était bien là le tableau frappant de la mort par embolie pulmonaire. En effet, à l'autopsie on trouve dans cette artère, en forme d'haltère, à cheval sur la bifurcation des deux branches artérielles et oblitérant hermétiquement la lumière des deux vaisseaux, un bouchon volumineux et dense formé par un caillot cylindrique pelotonné sur lui-même et comme tassé qui provenait d'une des grosses veines d'un ligament large. *De ce côté on ne trouve qu'un léger foyer de suppuration au niveau d'un catgut.*

OBSERVATION III

(*Thèse* Cabochon).

Fibrome utérin. — Hystérectomie abdominale totale.
Mort subite le 26° jour après l'opération.

Caroline J..., veuve L..., 55 ans, teinturière, entre le 14 décembre 1896, à l'hôpital de la Pitié, salle Gerdy.

A l'examen on lui trouve une tumeur remontant à trois travers de doigt au-dessous de l'ombilic. Tumeur inégale et dure, plus petite, du volume d'une grosse orange. Tumeur surtout étendue en largeur, allant d'une fosse iliaque à l'autre.

Au toucher, col un peu remonté, culs-de-sac libres, transmission nette au doigt vaginal des mouvements imprimés à la tumeur par la main abdominale, bien que la tumeur soit cependant peu mobile. Hystérométrie, 10 centimètres.

Opération, le 21 décembre, par M. Reclus.

Anesthésie à l'éther. — Le ventre ouvert, on voit une masse fibromateuse adhérant par une masse épiploïque aux annexes enflammées; l'épiploon est détaché difficilement, non sans quelques écoulements sanguins.

Une anse intestinale adhère à la partie postérieure du fibro myome, elle est difficilement dégagée, la tumeur peut être brisée en avant avec le tire-bouchon, l'utérus n'est un peu mobilisé qu'après déchirure de l'insertion de la trompe gauche sur l'utérus, qui amène l'écoulement d'une grande quantité de pus.

Section du pédicule gauche, puis du pédicule droit; le dégagement des faces postérieures et latérales de l'utérus fribromateux jusqu'à l'insertion vaginale est très difficile et très long ; section de l'insertion vaginale qui est sclérosée, épaisse de plusieurs millimètres. Dégagement du col utérin difficile, mais une simple traction suffit à décoller la face antérieure de la tumeur de la face postérieure de la vessie et la tumeur est enlevée.

Ablation difficile des annexes distendues par des collections purulentes et des caillots sanguins, ligature des artères utérines.

Drainage avec gros caoutchouc et gaze iodoformée.

Le tablier épiploïque est ramené en avant et on ferme de ventre.

28 décembre. — Premier pansement ; suppuration assez abondante et superficielle au niveau des deux fils les plus inférieurs qui sont enlevés.

30 décembre. — Ablation des autres fils. La malade est bien, peau désunie dans la partie inférieure de la plaie, mais plans profonds bien réunis.

15 janvier. — C'est-à-dire 25 jours après l'opération, la malade se promenant dans la cour de l'hôpital meurt subitement en quelques minutes, sans avoir présenté aucun malaise prémonitoire.

L'autopsie n'a pas été faite.

OBSERVATION IV

Thèse de Diriart

Fibrome utérin. — Hystérectomie abdominale totale. — Mort subite le 21° jour après l'opération

Il s'agit de la nommée R..., 39 ans, opérée par M. Routier, le 29 mars 1895.

La malade a le ventre qui grossit depuis quatre ans ; cette augmentation de volume se faisait d'abord aux dépens du côté gauche, puis peu à peu envahit le côté opposé.

Règles durant 8 à 10 jours, mais revenant régulièrement, pertes blanches abondantes, pas d'enfant, pas de fausse-couche.

Etat général satisfaisant, pas de maladies antérieures. Déjà traitée pour des fibromes par des injections d'iodure de potassium qui n'ont amené aucune amélioration.

Au palper : gros fibrome assez mobile, allant jusqu'à l'épigastre. Au palper et toucher : on voit que le fibrome est peu développé au niveau du côté qui est mobile. Culs de sac presque totalement libres.

Hystérectomie abdominale totale ; plan incliné ; après l'incision on tombe sur la tumeur sillonnée de grosses veines. L'ablation en est facile, mais l'hémostase du côté des artères utérines est incomplète et on a de la difficulté à l'assurer par plusieurs ligatures séparées faites à la soie.

Durée de l'opération : 1 heure 20.

28 mars. — Etat général bon. Température et pouls normaux. La malade émet seule une quantité suffisante d'urine ; as de morphine.

30 mars. — Lavement suivi de gaz. Pouls assez fort, mais 116 pulsations, 38° 2 le soir. Pas de vomissements depuis l'opéra-ion ; ventre très souple non douloureux.

2 avril. — Râles sibilants des deux côtés du thorax. 38° le soir. Etat général excellent ; purgation ; ablation de la mèche vaginale.

4 avril. — Ablation des sutures. La réunion est parfaite. Encore quelques râles sibilants dans le poumon ; mais avec 37° 2 de température et un pouls de 62.

6 avril. — Guérison complète ; se nourrit très bien : bronchite disparue.

16 avril. — Morte subitement dans la nuit d'embolie pulmonaire sans doute, avec début brusque ; douleur thoracique et asphyxie progressive en quelques heures.

L'autopsie n'a pu être faite.

OBSERVATION V

Wyder et Shachtler (*Thèse* de Lequint).

Castration pour myome interstitiel. Mort subite le 5ᵉ jour.

Jeune femme R..., 40 ans, admise le 24 janvier 1899 pour un myome interstitiel de la grosseur du poing.

Extirpation de l'utérus avec le fibrome, castration, cautérisation du pédicule au thermocautère, pas de perte de sang abondante.

Rien d'anormal les jours suivants.

Le cinquième jour après l'opération, vives douleurs dans les

pieds ; la nuit suivante, subitement et sans aucun signe précur-
seur elle s'écrie qu'elle s'étouffe et meurt.

A l'autopsie on trouve des masses emboliques dans les deux
troncs de l'artère pulmonaire.

OBSERVATION VI
(Wyder, *Thèse* de Lequint).

Fibrome utérin. Hystérectomie abdominale. Mort subite
le 14ᵉ jour.

Femme âgée de 44 ans, atteinte de cyphose dorsale postérieure et d'un myome utérin de la grosseur d'une tête d'enfant
pour lequel on lui fait la castration.

Mort subite le quatorzième jour après l'opération sans signes
d'infection, ni phénomènes précurseurs.

A l'autopsie on trouve de grosses masses emboliques dans
les troncs de l'artère pulmonaire.

OBSERVATION VII

Wyder et Schachtler.

Dégénérescence myxomateuse de l'utérus. Amputation supra-
vaginale. Mort subite le 8ᵉ jour.

Femme de 34 ans admise le 21 mai 1891 pour dégénérescence myxomateuse de l'utérus, pour laquelle on lui fait l'amputation supra-vaginale.

Rien de particulier jusqu'au septième jour où on lui fait le
premier pansement, les fils du pédicule sont tombés, la plaie
est en bonne voie de cicatrisation.

Le huitième jour au matin le pouls est faible et irrégulier, la
malade a de la dyspnée, elle est pâle, livide, on lui fait une

injection d'éther. Cinq minutes après le pouls est à 160, on fait deux nouvelles injections d'éther. La malade revient un peu à elle, se plaint de douleurs dans l'abdomen et veut se retourner ; quelques minutes après elle meurt par arrêt du pouls.

A l'autopsie on trouve une thrombose de la veine hypogastrique gauche.

Au poumon gauche, dans les branches de l'artère pulmonaire siège un caillot pas trop adhérent qui ne bouche pas tout à fait la lumière du vaisseau ; dans les branches plus profondes de petits caillots non adhérents.

Au poumon droit, dans les grosses branches de l'artère pulmonaire sont des caillots mous, rouges en certains endroits, plus sombres en d'autres, et paraissant moins secs.

Œdème pulmonaire.

OBSERVATION VIII

Dohrn.

*Fibrome utérin. Ponction exploratrice. Mort subite
le 9° jour.*

Femme de 20 ans, porteuse d'un fibrome utérin de la grosseur d'un utérus gravide de 6 mois, la profondeur de l'utérus étant triple.

La malade n'accepte l'opération qu'à la condition qu'on réponde du succès, ce qui est impossible vu la grosseur et la situation du fibrome. Elle sort non sans qu'on lui ait fait une ponction exploratrice, dans la partie solide de la tumeur.

L'état général était bon, pas de douleurs : mais le huitième jour après sa sortie, la malade a du vertige, elle dort cependant bien la nuit suivante ; l'état général était redevenu bon, lorsqu'étant en train de s'habiller, elle est prise de suffocation et d'angoisse et meurt en une demi-heure.

A l'autopsie Baumgarten trouve dans l'artère pulmonaire

droite, une embolie longue comme un doigt et arrondie, oblitérant presque la lumière du vaisseau.

Dans l'artère pulmonaire gauche une petite embolie.

Observation IX

Dohrn.

Fibrome utérin. Extirpation par la voie abdominale.
Mort subite le 20e jour.

« Il y a trois ans, j'ai opéré pour un fibrome utérin, une femme de la campagne âgée de 46 ans.

L'opération était simple car la tumeur n'était pas très adhérente au fond de l'utérus et on pouvait l'extirper sans ouvrir la cavité utérine.

Les suites opératoires furent bonnes jusqu'à la fin de la deuxième semaine ; la malade quitta le lit.

Les jours suivants elle eut la visite de son mari, parla de son retour prochain. Le sixième jour, après s'être levée, sans s'être livrée à aucun effort, elle se mettait au lit le soir en état de bonne santé apparente. Peu de temps après, l'infirmière me faisait appeler, car la malade souffrait ; je la trouvai râlant, respirant avec beaucoup de peine, avec un pouls faible et désordonné. Quelques minutes après, elle expirait.

L'autopsie n'a pu être faite. »

Observation X

Dohrn.

Fibrome utérin. Ponction exploratrice.
Mort le quatrième jour.

Il s'agit d'une femme N..., âgée de 40 ans, atteinte d'une tumeur du bas-ventre datant de six ans. Redoutant une inter-

vention, elle n'accepte qu'une ponction exploratrice qui fut faite
avec un fin trocart et prouva l'existence d'un fibrome remontant jusqu'à l'ombilic. Deux jours après, long évanouissement ;
la malade se rétablit très bien, le lendemain elle peut se lever,
mais un quart d'heure après la visite, en s'habillant, elle tombe
en arrière et après plusieurs inspirations pénibles, elle meurt.

A l'autopsie : embolie dans les deux artères pulmonaires,
cœur gros. La tumeur était un fibrome mou, adhérant à l'utérus sur un long espace.

OBSERVATION XI

Gross. Rapportée par Miche .

Femme de 45 ans, de bonne santé habituelle. Depuis plusieurs années elle se plaignait de pertes très abondantes ; une
tumeur était apparue qui augmenta rapidement de volume,
s'accompagnant de douleurs lombaires très vives, et de troubles
de compression du côté de la vessie et du rectum.

Opérée le 23 novembre 1896. Hystérectomie abdominale
totale par le procédé de Delagénière-Terrier.

L'opération ne présenta rien de particulier. Le fibrome était
volumineux, pesait plus de 1800 grammes. Il était sillonné par
des veines très dilatées.

La grande fréquence du pouls est signalée dans les jours qui
suivent l'opération.

Le pouls était à 120 le matin du jour qui suivit l'opération ;
le même jour au soir, la fréquence était la même. Quoique fréquent le pouls était régulier, bien frappé.

Pendant les cinq jours qui suivent l'opération le pouls reste
élevé, 100 à 110 pulsations.

Le 1er décembre au soir il était à 100. Contrairement à ce
pouls fréquent, la température était normale, elle ne dépassa
amais 37° 5.

Après le 1er décembre le pouls redevient peu à peu normal.

La convalescence marche alors à grands pas, l'état général est tellement bon que la sœur cédant aux instances de la malade lui permet de se lever à la deuxième semaine. Cette grave imprudence causa la mort survenue subitement dix-huit jours après l'opération.

Autopsie : on trouve une thrombose des veines du bassin au niveau du pédicule droit et un caillot assez long oblitérant l'artère pulmonaire.

OBSERVATION XII

Weiss. Citée par Michel.

Malade de 33 ans, de constitution robuste ; elle avait toujours été bien portante ; dans ses antécédents pas de fortes métrorrhagies.

Rien du côté de l'appareil circulatoire.

La tumeur mobile ne comprime pas les organes du petit bassin. Cette tumeur est enlevée très facilement par l'hystérectomie subtotale ; l'opération est très rapide et ne présente rien de particulier.

Les suites opératoires sont normales ; le pouls, les jours qui suivent l'opération, est plus fréquent, mais ne dépasse pas 100 pulsations à la minute. Le troisième jour, légère élévation de température. Cette élévation persiste un jour. L'état général semble excellent, la malade est en bonne voie de guérison, quand, dix jours après l'opération, elle succombe en une heure, présentant tous les symptômes d'une embolie pulmonaire, survenue sans cause appréciable.

Autopsie : On constate un caillot oblitérant l'artère pulmonaire droite. Les veines du petit bassin sont thrombosées, la thrombose s'étend du côté des veines iliaques.

Observation XIII

Février, citée par Michel.

Il s'agissait d'une tumeur très vasculaire, les premiers jours qui suivirent l'opération le pouls était très fréquent, la température normale.

Observation XIV

Trois cas de guérison, après embolie.

(Voir au pronostic).

CONCLUSIONS

1° L'embolie pulmonaire, apres les interventions abdominales ou vaginales pour fibromes de l'utérus, est due à
une thrombose des veines du bassin ou de la fémorale.

2° Cette thrombose est toujours causée par une phlébite. Dans un certain nombre de cas, il peut s'agir d'une
phlébite aseptique et provoquée par le traumatisme des
parois veineuses durant l'intervention. Le plus souvent
on a affaire à une *phlébite infectieuse* causée par une,
inoculation locale, même minime (venue du dehors ou
existant déjà localement).

Dans tous les cas la coagulation veineuse ne peut
qu'être puissamment favorisée par l'*anémie des malades*
et la *compression des vaisseaux* par la tumeur.

3° Survenant ordinairement au cours d'une *thrombose
latente*, précédée parfois de phlegmatia alba dolens,
l'embolie pulmonaire cause presque toujours la mort.

4° On peut la prévoir dans certains cas, avec quelques
signes annonçant la phlébite des veines du petit bassin,
légère élévation thermique, mollesse et rapidité du pouls,
symptômes pulmonaires les plus importants.

5º On peut la prévenir en prescrivant un repos absolu chez les opérées qui auront présenté un des symptômes pouvant faire penser à une thrombose des veines du bassin.

6º Il ne faudra jamais opérer les fibromes accompagnés de phlegmatia alba dolens ou le faire alors sous toutes réserves. Réserver également le pronostic s'il y a œdème des jambes, anémie grave et fibrome enclavé.

BIBLIOGRAPHIE

Follet. — Un cas d'embolie pulmonaire après hystérectomie. *Echo Médical du Nord*, 1899, p. 414.

Bastard. — De la thrombose veineuse dans les tumeurs fibreuses de l'utérus. *Th.*, Paris, 1882.

Bazor. — De la mort subite dans les fibromes utérins. *Th.*, Paris. 1894-95.

Delagénière. — *Chirurgie de l'utérus*, Paris, 1898, p. 180.

Vautrin. — *Thèse d'agrégation*, concours, 1886.

Le Monniet. — *Thèse*, Paris, 1893, 1894.

Diriart. — Traitement des fibromes par l'hystérectomie totale abdominale. *Thèse*, Paris, 1896-97.

Bouilly. — Hystérectomie vaginale pour fibromes. Paris, Congrès de Chirurgie, 1898.

Reclus. — Dix cas d'hystérectomie. *Soc. de Chirurgie*, 30 juin-26 juillet 1899.

Vaquez. — Pathogénie des coagulations vasculaires. Rapport au congrès de Nancy, 1896.

Caboche. — Hystérectomie abdominale totale (procédé de Doyen). *Manuel opératoire et résultats*. *Th.*, Paris, 1896.

Michel. — Trois cas d'embolies pulmonaires après hystérectomie pour fibromes. *Revue de Gynécologie*. n° 4, 1900, page 629.
  (*Voir cet article pour la bibliographie allemande*).

IMPRIMERIE F. DEVERDUN, BUZANÇAIS (INDRE)

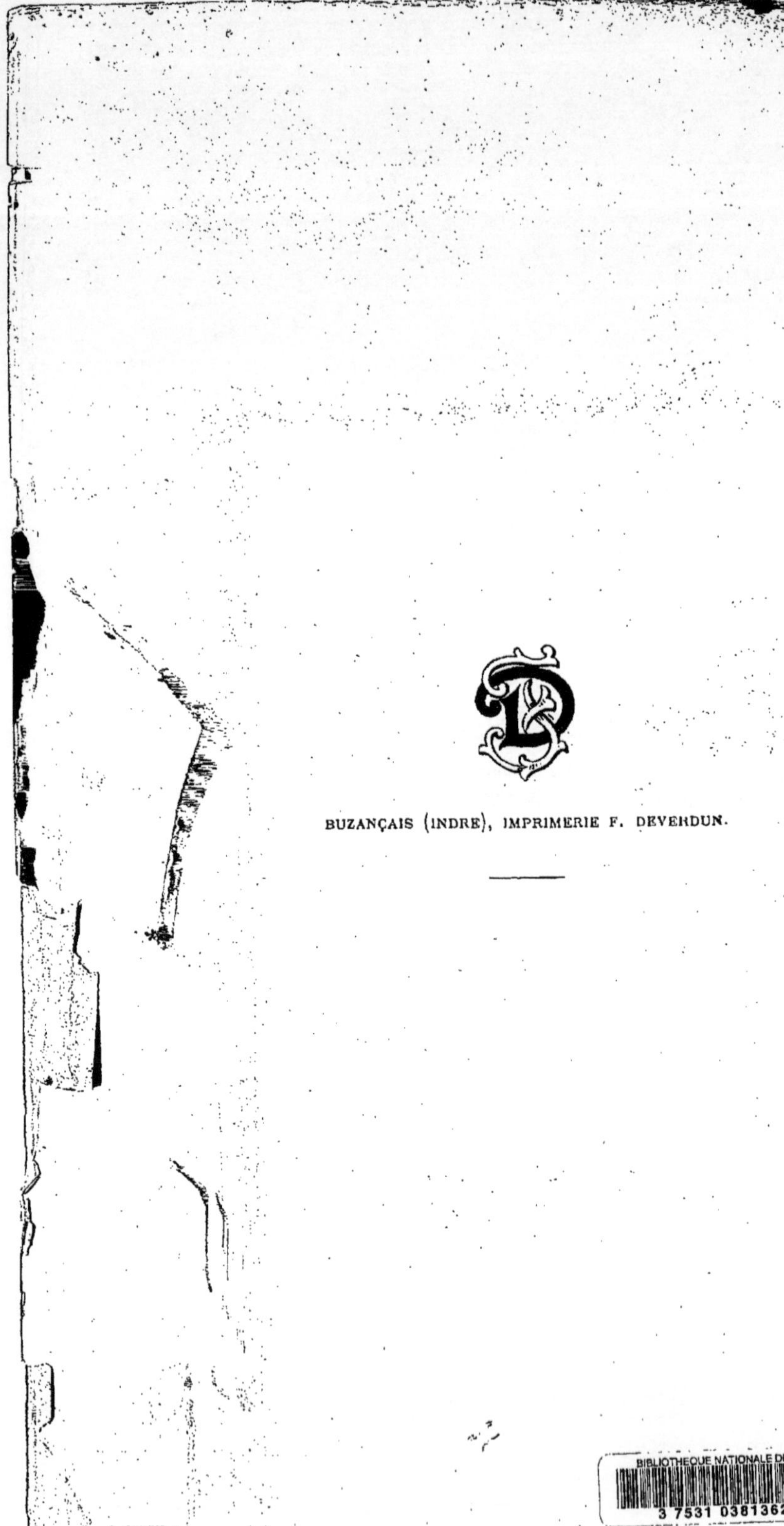

BUZANÇAIS (INDRE), IMPRIMERIE F. DEVERDUN.